RÉSULTATS

DES OBSERVATIONS

FAITES

DANS PLUSIEURS DÉPARTEMENS

DE LA RÉPUBLIQUE,

Sur les Maladies qui ont regné pendant les six premiers mois de l'An VIII.

Par le **C. DESESSARTZ**, *Médecin;*
Membre de l'Institut national de France; de la Société de Médecine de Paris; de celles de Bordeaux, de Bruxelles, etc., et du Lycée des Arts.

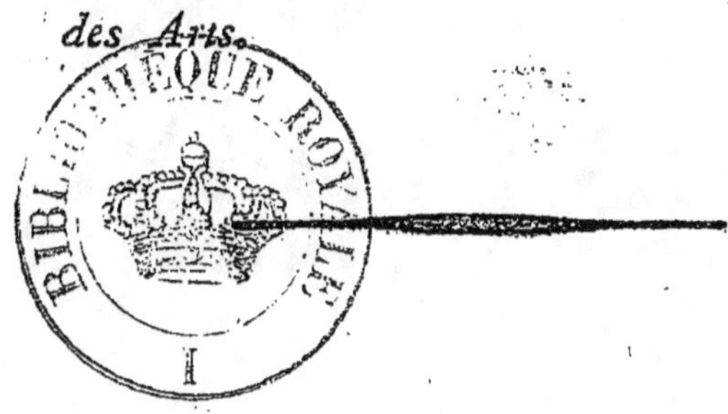

A PARIS,

De l'Imprimerie de Madame HUZARD, rue de l'Éperon Saint-André-des-Arts, N°. 11.

An VIII de la République Françoise.

Nota. Ces Résultats devoient être lus à la séance publique de l'Institut national, le 5 Messidor an VIII. Le temps ne l'a pas permis. C'est pour satisfaire au désir d'un grand nombre de personnes, que l'auteur les a fait imprimer, tels qu'ils devoient être lus.

RÉSULTATS

DES OBSERVATIONS

FAITES

DANS PLUSIEURS DÉPARTEMENS

DE LA RÉPUBLIQUE,

Sur les Maladiès qui ont régné pendant les six premiers mois de l'An VIII.

LE rapprochement et l'accord de ces obser-vations, tant sur l'état de l'atmosphère que sur les maladies, présentent deux vérités bien importantes, non - seulement pour éclairer l'art de guérir, mais pour préserver la santé des citoyens, des causes de maladies qui les environnent, et les menacent à chaque instant.

Par les observations météorologiques, il est constaté, que dans toute l'étendue de la France, même dans les lieux les plus opposés, tels que ceux qui sont placés au nord, ceux qui sont au midi, chez les habitans de l'est et de l'ouest, comme dans Paris et ses environs, l'inconstance et les variations plus ou moins rapides, plus ou moins durables, plus ou moins prononcées de l'état de l'atmosphère, ont été, à quelques légères nuances près, les mêmes, dans les mêmes temps, et correspondent parfaitement à ce que les anciens observateurs, depuis Hippocrate jusqu'à nos jours, nous ont enseigné sur les différens états de ce fluide, à raison des saisons, des vents dominans, et de la nature du sol.

L'ordre qui régit cet univers, est donc aujourd'hui le même qu'il étoit il y a plus de deux mille ans. Les phénomènes que nous regardons comme des irrégularités, n'en sont cependant que des suites nécessaires.

Cette vérité, si sensible dans la marche des corps célestes, dans le calme et les agitations qu'éprouvent les différentes mers, mais plus encore dans les merveilles de la végétation, ne l'est pas moins dans la vie des animaux, de-

puis leur naissance jusqu'à leur dernier soupir.
Les observations médicales dons nous allons
extraire les principaux traits, en font foi.

Les maladies les plus communes depuis le
milieu de Vendémiaire, qui commence l'Automne, ont été des embarras, des douleurs de
la tête, de la gorge, des points de côté, des
oppressions de poitrine avec toux opiniâtre, des
expectorations abondantes et souvent sangui-
nolentes, des fluxions parcourant les différentes régions et les différentes parties du
corps, des coliques, des diarrhées, des fièvres
plus ou moins aiguës, mais rarement inflam-
matoires.

Les symptômes de ces différens désordres,
dans l'économie animale, désignés depuis
long-temps par le nom d'affection catarrhale,
n'ont pas toujours été les mêmes. En effet,
dans les premiers mois de l'Automne, les corps
étoient encore sous l'impression des altérations
excitées, dans les humeurs, par les chaleurs de
l'Été. Les symptômes donc ont dû être mixtes;
aussi on a souvent observé en même-temps,

une maladie double , composée de l'affection catarrhale et de l'affection bilieuse ou gastrique.

Sur la fin de l'Automne, et dans les froids de l'Hiver , l'affection gastrique ne s'est montrée que chez quelques individus, et a eu sa source dans leur constitution personnelle , ou dans des circonstances fâcheuses , comme après des fatigues excessives, dans un dénuement général , une privation des choses les plus nécessaires à la vie, un séjour forcé dans des lieux trop étroits , peu aérés, chargés de miasmes corrupteurs, ou a été l'effet de profondes, vives et tristes affections de l'ame. Ces dernières positions ont totalement désorganisé la maladie primitive, en ôtant à la nature les forces nécessaires pour se défendre. Mais hors ces cas déplorables , dans toute autre complication , l'affection catarrhale à toujours dominé, et le médecin n'a jamais dû la perdre de vue. S'il étoit forcé de l'oublier un instant, pour combattre quelques accidens graves, le salut de ses malades lui imposoit la loi d'y revenir ; et d'après les relations uniformes des praticiens consommés, des sages observateurs, c'est spécialement l'oubli de cette règle fondamentale que l'on doit accuser de la plupart des pertes qu'on a faites.

L'art de distinguer ainsi les maladies appartenant à la constitution dominante, et celles qui s'y associent par d'autres causes, simplifie l'exercice de la médecine et le rend plus utile, pourvu que de son côté l'homme, par imprudence, par vanité, ou aveuglé par des préjugés, ne courre pas au - devant de l'heure fatale où il doit cesser de vivre.

Personne n'ignore, parce que chacun a pu en faire soi-même la remarque, que c'est au passage subit du froid au chaud, du sec à l'humide, du mouvement au repos, d'un air calme et pur à un air agité par un vent piquant ou souillé d'exhalaisons, de miasmes putrides, que sont toujours dues les affections catarrhales qui, depuis six mois, causent beaucoup de ravages et qui dans le mois de Prairial dernier, et même en ce moment, se sont renouvellées facilement, sous la différence trop sensible de la température du haut du jour et de celle du matin et du soir : différence dont tout le monde se plaint, contre laquelle peu de personnes se prémunissent, et qu'au contraire beaucoup affectent de braver.

La santé et la vie de l'homme dépendent de la juste et constante proportion entre les pertes que nécessite l'action de la vie, et la réparation de ces pertes. La plus abondante est celle qui se fait par les pores de la peau, sous la forme d'une vapeur invisible, dont la quantité, chaque jour, suivant les célèbres expériences de *Sanctorius*, de *Dodart*, de *Keil* et de *Gorter*, doit, pour que l'homme se porte bien, équivaloir à-peu-près à la moitié des nourritures prises, tant solides que fluides. Cette dissipation, connue sous le nom de transpiration insensible, se fait par un organe d'une sensibilité exquise, dont la moindre cause irritante fronce les ouvertures imperceptibles qui doivent lui donner passage. Alors l'humeur, que les forces de la vie y portent, s'arrêtant à l'extrémité des vaisseaux exhalans, les distend, y cause des éruptions, des boutons, qui désorganisent la peau d'une manière souvent irréparable; ou bien cette humeur reflue en dedans, et va se déposer sur des organes dont les fonctions ne peuvent être troublées sans un véritable danger. Tel est l'effet de la transpiration supprimée.

Se pourroit-il que la nature eut exposé les êtres vivans à des maux dont la cause se reproduit chaque année, et qu'elle ne leur eut fourni aucun moyen de s'en garantir? Cette conduite seroit véritablement celle d'une marâtre. Mais rassurons-nous, et pour entendre ce que cette mère commune veut de nous et pour nous, interrogeons-là auprès de celles de ses créatures qui sont également exposées et sensibles aux vicissitudes de l'atmosphère, mais qui n'ont point appris à les affronter.

Aux approches des saisons rigoureuses, les poils dont les animaux sont couverts, poussent en plus grand nombre, deviennent plus serrés, et forment une enveloppe plus épaisse, qui les défend de l'impression des vents froids, contre la pluie et les frimats.

Les plumes des oiseaux se doublent par la densité qu'elles acquièrent, par la force qui les colle plus intimément sur la peau, et par le duvet qui s'élève entre elles, et remplit les vides qu'elles pourroient laisser.

Ne savons-nous pas que beaucoup d'oiseaux traversent des mers immenses pour fuir les régions dont l'âpreté du froid leur seroit mortelle ?

Le poisson se tient plongé au fond des eaux, où il évite la fureur des aquilons qui en soulèvent et agitent la furface.

Quels sont les animaux qui dans ces temps de frimats, de glace, de mouvement violent de l'air, ne se hâtent pas de chercher un abri, les uns dans des antres profonds, les autres dans des fourrées épaisses, quelques-uns dans des troncs d'arbres, dans les entrailles même de la terre ?

Voilà, Citoyens, un apperçu des précautions ménagées ou dictées par la nature : voilà les leçons que nous donnent ses vrais enfans, qui ne connoissent de modes que celles dont le but est de conserver leur existence.

Pardonnez, vous qui n'êtes pas moins ses enfans, qui avez été créés, soumis aux mêmes lois, aux mêmes besoins pour le maintien de votre santé, si j'ose vous rappeller à leur école, et vous reproduire des vérités si contraires à ce qui semble aujourd'hui vos délices, vos suprêmes jouissances. Et comment, dévoué par état et par gout, à votre conservation, pourrois-je garder le silence sur les maux que multiplie chaque jour, sous nos yeux, un prestige, incompréhensible encore, malgré la durée de son empire? Comment pourrois-je effacer de ma mémoire cette jeune personne qui, brillant de toutes les graces et de la force de la jeunesse, jouissant à six heures du soir de la plus belle santé, est entraînée, sous le costume de la presque nudité, dans ces fêtes que l'on pourroit avec raison comparer aux Saturnales des Romains, et rentre à onze heures, saisie du froid, la gorge sèche, la poitrine oppressée, déchirée par une toux violente, et perdant bientôt la raison, en proie au feu dévorant de la fièvre, ne recevant de notre art, qu'elle implore, de légers soulagemens, que pour expier dans les longues souffrances de la phthisie, et dans une fin prématurée, la crainte de paroître ridicule? Pourrois-je ne pas entendre encore les regrets et les plaintes amères de cette mère imprudente, qui oubliant tout, jusqu'à son enfant, que les persécutions d'une perfide amie arrachent de son sein, se dépouille des vêtemens qui conservoient son lait, découvre le réservoir délicat que la nature et la tendresse maternelle se plaisoient à remplir, expose ses bras, tout son corps, aux injures de l'air, et se rend à l'une de ces promenades, plus célèbres encore par les maux qu'on y trouve, que par les prétendus plaisirs qu'on y goûte. A peine arrivée, un vent froid s'élève, ses membres frissonnent, sa poitrine se serre, la suffocation qui la menace, lui permet à peine d'être transportée dans sa maison, où la fièvre et le délire l'attendent, et ne cèdent qu'avec lenteur aux efforts de la médecine. Plus de lait pour l'enfant, c'est, à la place de cette liqueur douce, un amas d'humeurs croupissantes et corrompues, qui ne se font jour au-dehors qu'après des douleurs inouies et toujours croissantes. Son enfant, qui lui tend les bras, en repoussant tout autre nourrice, semble lui reprocher le mépris de tous ses devoirs, et le sacrifice qu'elle a fait de son fils à l'ambition, j'ai presque dit insensée, d'être placée un instant sur la liste des femmes à la mode.

Je m'arrête ! je ne multiplierai pas des tableaux dont le nombre trop grand a répandu le deuil sur beaucoup de familles, mais qui, sans doute, vous sont inconnus; car il est impossible que, s'ils étoient venus à votre connoissance, ils ne vous eussent pas ramenées à ce vœu éternel de la nature, qui vous commande de défendre des injures de l'air, votre peau, dont le tissu tendre, délicat et tout nerveux, est si facilement resserré par le froid , et dont par conséquent les fonctions se suspendent, se détruisent tout-à-coup, au détriment des organes intérieurs. Vous cesseriez de prendre le change sur les parties de votre corps que vous devez garantir des outrages qu'entraîne le défaut de vêtemens ; vous rendriez à nos regards ce front où nous aimions à voir se peindre la noble fierté, la candeur, la bonté, et les douces émotions de vos ames.

A vous voir ainsi ombragées par des mêches droites ou contournées de cheveux étrangers, dont la couleur contraste presque toujours, d'une manière choquante, avec celle qui vous est naturelle, on croiroit que, honteuses d'avoir abandonné les convenances dont votre sexe chérissoit les lois, vous voulez vous cacher à la lumière.

Sexe créé pour être aimé, revenez de votre erreur. Ne soyez pas votre propre assassin, en répudiant les moyens de vous sauver des impressions funestes des changemens subits de l'atmosphère. Soyez persuadées qu'en détruisant ainsi votre santé , vous n'avez pas même l'avantage de plaire à vos compagnes , et d'éviter leurs jalouses satyres , encore moins celui de vous concilier l'estime et les égards des hommes , dont le plus raisonnable est celui qui vous plaint.

Imitez la sage politique de cette reine , qui voyant les femmes de ses états , aussi peu réservées dans leur habillement , dédaignées et méprisées par les hommes , ne parvint à les rétablir dans leurs droits , dans leur empire , qu'en leur ordonnant de se voiler.

Essayez une autre décoration , un autre costume , et vous sentirez bientôt combien il vous est facile d'être vraiment belles et vraiment heureuses.

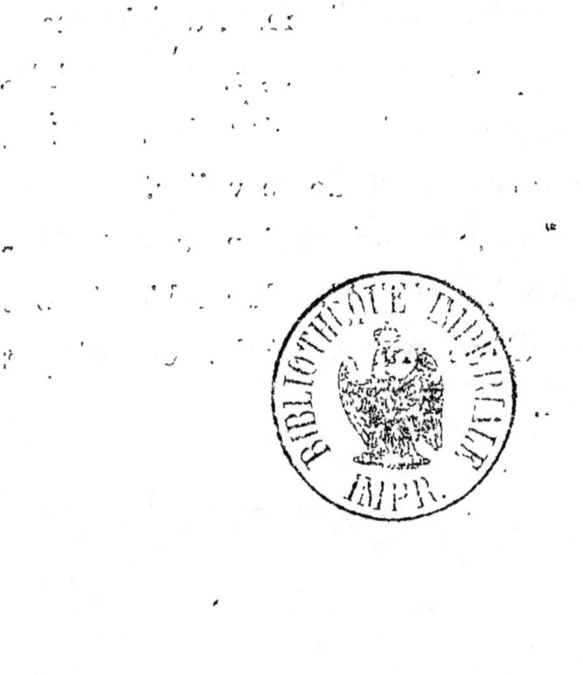